Impressum:

Copyright © 2008 GRIN Verlag, Open Publishing GmbH
Druck und Bindung: Books on Demand GmbH, Norderstedt Germany
ISBN: 978-3-668-13769-1

Dieses Buch bei GRIN:

http://www.grin.com/de/e-book/280842/der-spagat-zwischen-patientenbeduerfnis-
und-wirtschaftlichem-ziel-die

Eva-Maria Schmidt

Der Spagat zwischen Patientenbedürfnis und wirtschaftlichem Ziel. Die Vorteile einer Balanced Scorecard für das Management einer Arztpraxis

GRIN Verlag

Der Spagat zwischen Patientenbedürfnis und wirtschaftlichem Ziel. Die Vorteile einer Balanced Scorecard für das Management einer Arztpraxis

Eva-Maria Schmidt

Der Spagat zwischen Patientenbedürfnis und wirtschaftlichem Ziel. Die Vorteile einer Balanced Scorecard für das Management einer Arztpraxis

Inhaltsverzeichnis

Abkürzungsverzeichnis

BSC	Balanced Scorecard
DIN	Deutsches Institut für Normung
DRG	Diagnosis Related Groups
EFQM®	European Foundation for Quality Management
EN	Europäische Norm
GKV	Gesetzliche Krankenversicherung
GRV	Gesetzliche Renteversicherung
GUV	Gesetzliche Unfallversicherung
ISO	International Organization for Standardization
KTQ®	Kooperation für Transparenz und Qualität im Krankenhaus
KZ	Kennzahl
KVP	Kontinuierlicher Verbesserungsprozess
MDK	Medizinischer Dienst der Krankenkassen
NPO	Non-Profit-Organisation
NRW	Nordrhein- Westfalen
PDCA	Plan- Do- Check- Act
QMS	Qualitätsmanagementsystem
ROCE	Return on core equity
SGB V	Sozialgesetzbuch Fünftes Buch: Gesetzliche Krankenversicherung
SGB XI	Sozialgesetzbuch Elftes Buch: Soziale Pflegeversicherung
HeimG	Heimgesetz

Einleitung

"Veränderung ist das Gesetz des Lebens. Und diejenigen, die nur die Vergangenheit oder die Gegenwart betrachten, werden ganz sicher die Zukunft verpassen" (John F. Kennedy).

Diese Aussage ist auch für viele Einrichtungen im Gesundheitswesen, die zunehmend vor neue Herausforderungen gestellt werden, zutreffend. Der derzeit schon immense Kostendruck der auf den einzelnen Einrichtungen lastet, wird weiter zunehmen. Weiterhin steigt der Konkurrenzdruck, der Einrichtungen untereinander stetig an. Es gilt, Veränderungen in den bestehenden Strukturen zu schaffen, um auch zukünftig überleben zu können (vgl. Bündnis Gesundheitsreform 2000, n.d.). Die Entwicklung von Strategien und die Nutzung von Instrumenten zur konsequenten Umsetzung sind dabei als wesentliche Faktoren zu sehen.

Die Balanced Scorecard, vereinfacht als ausbalanciertes Kennzahlensystem übersetzt, ist ein Managementinstrument, welches die Umsetzung einer Unternehmensstrategie unterstützen kann. Eine Studie der Horváth und Partners Management – Beratung bei großen und mittelständigen Unternehmen hat ergeben, dass Unternehmen die mit der BSC arbeiten erfolgerreicher sind als Wettbewerber (vgl. Horváth und Partner Consulting, 2005). Die Balanced Scorecard, ursprünglich von S. Kaplan und R. Norton für Unternehmen der privaten Wirtschaft entwickelt, wird mittlerweile weltweit auch von öffentlichen Einrichtungen angenommen und umgesetzt (vgl. Kaplan & Norton, 2001, S. 119). Auch im deutschen Gesundheitswesen, insbesondere in Krankenhäusern, findet die Balanced Scorecard, wenn auch noch vereinzelt, ihren Einsatz (vgl. Reisner, 2003, S.35).

Ziel der vorliegenden Arbeit ist es, Möglichkeiten aufzuzeigen, wie die Balanced Scorecard in denjenigen Arztpraxis eingesetzt und umgesetzt werden kann, die nach § 95 des SGB V (vgl. Sozialgesetzbuch V) zur vertragsärztlichen Versorgung zugelassen sind. Hierbei soll der Begriff der Arztpraxen sich nach § 73 Abs.1a SGB V (vgl. Sozialgesetzbuch V) auf Hausarztpraxen beziehen die erwerbwirtschaftliche Unternehmen darstellen und keiner Trägerschaft unterliegen. Die fachärztliche Versorgung soll außer Acht gelassen werden.

1 Spezifische Gründe für die Einführung einer Balanced Scorecard in der Arztpraxis

Für Arztpraxen zeigen sich spezifische Gründe auf, die die Einführung einer Balanced Scorecard als sinnvoll erscheinen lassen. Diese sollen im Folgenden benannt werden.

Für Arztpraxen genügt es heute längst nicht mehr, nur Dienstleistungen anzubieten. Die Situation der Ärzte hat sich in den letzten Jahren durchschlagend geändert. Während Ärzte sich in der Vergangenheit ausschließlich um das Wohl der Patienten kümmern konnten, bringen neue Reformen im Gesundheitswesen die Notwendigkeit mit sich, auch als freiberuflicher Arzt unternehmerisch zu denken und zu handeln. Reformen und zunehmender Wettbewerb haben dazu geführt, dass viele Arztpraxen hohe Umsatzeinbußen verzeichnen und verstärkt um die Gunst der Patienten kämpfen müssen (vgl. Lehmeier, 2004, S. 4-5).

Medizinische Leistungen werden zukünftig immer mehr privatisiert werden. Patienten erwarten auf Grund dessen eine Behandlung, die auf ihre Bedürfnisse und Anforderungen abgestimmt wird. Der Patient wird zum Kunden. Was ebenfalls bedeutet, dass dem Patient durch entsprechendes Marketing die Leistung verkauft werden muss (vgl. Frank, 2005, S. 1-2). Ist der Patient mit der erbrachten Leistung nicht zufrieden und fühlt sich schlecht beraten, kann er jederzeit ohne Angabe von Gründen den Arzt wechseln.

Dies bedeutet, dass der Arzt zugleich Stratege, Arbeitgeber, Finanzchef, Kostenmanager und Berater bzw. Verkäufer von medizinischen Leistungen sein muss (vgl. Lehmeier, 2004, S.4-9). Zusammengefasst bedeutet dies, dass dem Arzt ein ständiger Spagat zwischen der Erfüllung der steigenden Patientenanforderungen und der wirtschaftlichen Zielsetzung der Praxis gelingen muss (vgl. Frank, 2005, S. 46). Durch die Mehrperspektivität der Balanced Scorecard, die sowohl Finanzen, Patienten, Mitarbeiter und Prozesse abdeckt und der Mischung aus Ergebniskennzahlen und Leistungstreiber, scheint der Einsatz dieses Managementinstrument sinnvoll.

2 Vision und Strategie in der Arztpraxis

Während in der Vergangenheit die Formulierung eines Praxisleitbildes und die Definition einer Strategie und Vision in der Arztpraxis kaum eine Rolle spielten, wird dies zukünftig mehr und mehr an Bedeutung gewinnen (vgl. Schneider, 2005, S. 14).

Zunächst sollte der Arzt, als Praxisinhaber sich fragen, aus welcher Motivation heraus er den Beruf ergriffen hat. Die persönlichen Beweggründe sollten in die Vision und Strategie mit einfließen, da Ziele nur erreicht werden können, wenn sie aus einer persönlichen Motivation heraus entstehen. So schreibt Schneider (2004, S. 14), dass die Erfahrung gezeigt hat, das eine Praxisstrategie ohne individuelle Werte häufig schnell im Sand verläuft. Neben der eigenen Motivation sollten weiterhin die eigenen Fähigkeiten und fachlichen Schwerpunkte bei der Formulierung einer Praxisstrategie mit berücksichtigt werden.

Eine Formulierung der Vision kann in Arztpraxen, da sie kleine Unternehmen darstellen, unter Einbeziehung der Mitarbeiter, beispielsweise innerhalb eines Workshops, formuliert werden (vgl. Frank, 2005, S.52).

Folgende Abbildung zeigt eine mögliche Vision einer Arztpraxis.

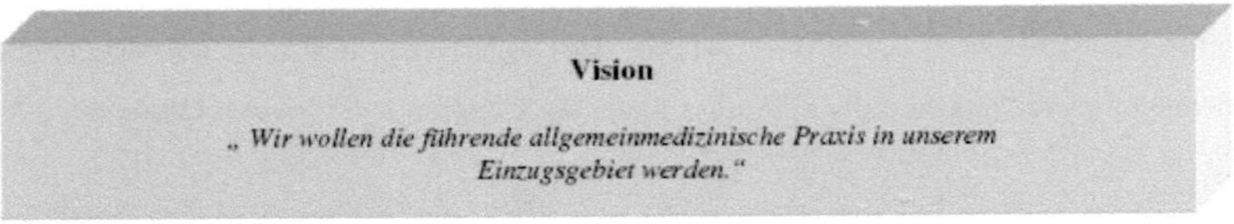

Abbildung 1: Vision einer Arztpraxis

(nach Frielingsdorf, 2005)

Bei der Strategiefindung für die Arztpraxis sollte die Beantwortung folgender Frage im Vordergrund stehen: „Welche Patientengruppen wollen wir mit welchen Leistungsschwerpunkten erreichen?"

Zur Strategiefindung ist es auch für Arztpraxen sinnvoll, eine Stärken- und Schwächenanalyse durchzuführen, um Chancen und Risiken zu erkennen. Hierbei sollte die zunehmende Veränderung des Wettbewerbs mit in Betracht gezogen werden. Nicht nur Arztpraxen sind als

Konkurrenten anzusehen, sondern auch beispielsweise so genannte „Internet- Docs" oder Heilpraktiker. Sinnvoll innerhalb der Analyse der eigenen Stärken und Schwächen kann auch eine Patientenbefragung sein. Viele Patienten sind langhjährige Kunden der Praxis und können somit gezielte Aussagen über die Leistungsfähigkeit der Praxis machen (vgl. Hauseggeer, 2005, S.14-15).

3 Perspektiven der Balanced Scorecard in der Arztpraxis

Auch im ambulanten Sektor der Arztpraxen kann es durchaus relevant sein, eine Modifizierung der Balanced Scorecard in Bezug auf die Perspektiven vorzunehmen. So können beispielsweise die Sozialperspektive und Qualitätsperspektive ebenfalls bedeutsam für die Unternehmensstrategie der Arztpraxen sein.

Im Folgenden sollen die vier klassischen Perspektiven der Balanced Scorecard nach Kaplan und Norton mit Möglichkeiten der Anwendung für Arztpraxen vorgestellt werden.

3.1 Finanzperspektive

In Arztpraxen wird, anders als in den meisten Krankenhäusern und Altenheimen, die Gewinnmaximierung im Vordergrund stehen, da Arztpraxen erwerbwirtschaftliche Unternehmen sind.

Die strategischen Ziele innerhalb dieser Perspektive hängen jedoch stark davon ab, in welcher

Lage sich die Arztpraxis befindet. Während eine junge Arztpraxis eher wachstumsorientierte Ziele formulieren wird, wird eine etablierte Arztpraxis ihren Fokus auf die Kostensenkung setzen (vgl. Ruhaltinger, 2007). Ärzte werden vornehmlich versuchen, den Praxisgewinn über die Behandlung von Privatpatienten und zusätzliche private Leistungen zu erhöhen.

Börkircher und Hofmann (2005, S. 20) schreiben, dass es für Ärzte, die Inhaber einer eigenen Praxis sind, relevant sein kann, eine zusätzliche, private Finanzperspektive anzulegen, da von den Einnahmen auch private Ausgaben finanziert werden müssen. Der Gewinn wird also nicht nur zum Beispiel durch die mögliche Tilgung des Praxisdarlehns gemindert, sondern auch durch private Ausgaben. Es könnte sich daher anbieten, eine Perspektive für die Praxisfinanzen und eine für die Privatfinanzen zu erstellen. Hierauf soll aber im weiteren Verlauf der Arbeit nicht näher eingegangen werden.

Die folgende Abbildung zeigt Beispiele für strategische Messgrößen und Ziele innerhalb der Finanzperspektive in der Arztpraxis auf.

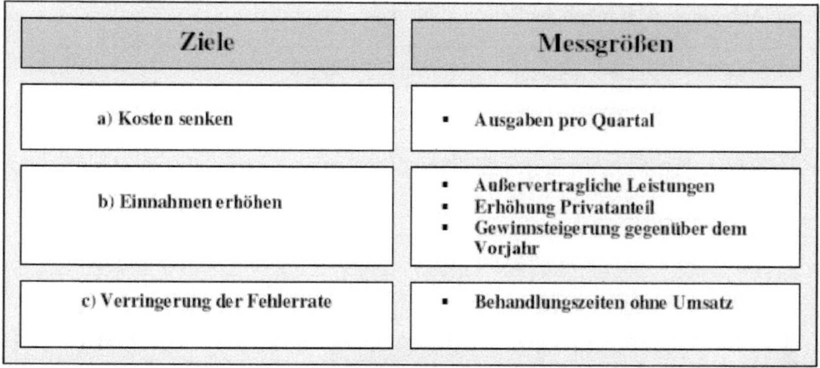

Abbildung 2: Strategische Ziel und Messgrößen der Finanzperspektive in der Arztpraxis
(Eigene Darstellung: a) u. b) nach Frank, 2005S. 49; c) nach Börkircher, 2004, S. 202)

3.2 Kundenperspektive

Innerhalb einer Arztpraxis gibt es neben den Patienten weitere Kundengruppen, die in dieser Perspektive Berücksichtigung finden können. Unter anderen sind Krankenkassen zu nennen. Dies lässt wieder die Möglichkeit einer internen und externen Kundenperspektive zu, um den unterschiedlichen Interessen der Leistungsempfänger und Leistungszahler gerecht zu werden. Weiterhin können zum Beispiel Krankenhäuser und Altenheime in

Betracht gezogen werden. Durch Empfehlungen der Häuser können Neukunden gewonnen werden. Ebenso können andere Arztpraxen mit fachärztlicher Versorgung, als Zuweiser, zu den Kundengruppen gehören. Vorwiegend stehen jedoch die Patienten und deren Zufriedenheit im Vordergrund. Zufriedene Patienten werden an die Praxis gebunden und sind somit auch als positive Multiplikatoren in der Außenwelt zu sehen, wodurch Neukunden gewonnen werden können(vgl. Frank, 2005, S. 49). Häufig liegt die Meinung des Arztes und seines Teams und die des Patienten weit auseinander, was die Patientenzufriedenheit beeinflusst. Für Patienten stehen vorwiegend emotionale Gründe im Vordergrund, wie z.B. freundliches Personal und das Amiente der Praxis. Die Qualität der Behandlung spielt häufig eine nicht so bedeutende Rolle wie viele Ärzte glauben. Entscheidend sind häufig die emotionalen Gründe. Börkircher und Gensler (2005b, 16- 18) begründen dies damit, dass es für viele Patienten, aufgrund ihres Laienstatus, schwer ist die Qualität einer medizinischen Behandlung zu beurteilen. Dies soll jedoch nicht bedeuten, dass der Aspekt der qualitativ hochwertigen Behandlung in den Hintergrund rücken soll, sondern dass beides Beachtung finden muss.

Folgende Abbildung zeigt mögliche Beispiele für diese Perspektive auf:

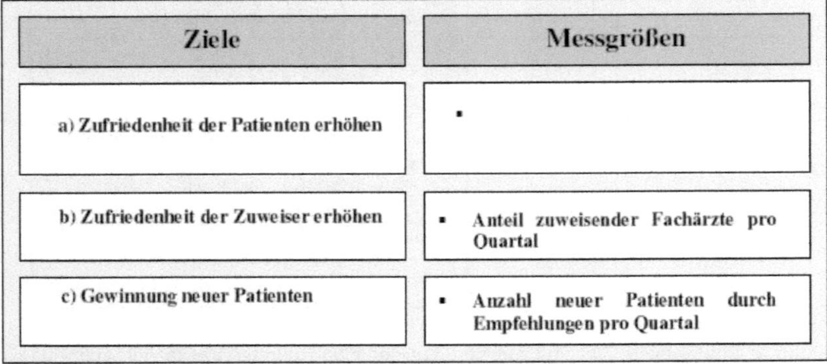

Abbildung 3: Strategische Ziele und Messgrößen der Kundenperspektive im Krankenhaus
(Eigene Darstellung: a) nach Frielingsdorf, 2005; b) u. c) nach Frank, 2005; S. 50)

3.3 Prozessperspektive

Zur Erfüllung der Ziele der Finanz- und Kundenperspektive müssen die Prozesse identifiziert und optimiert werden, die dafür relevant sind. Ebenso gilt es, nichtwertschöpfende Prozesse abzubauen (vgl. Börkircher, 2004, S. 202).

Die Prozesse sind nicht nur im Hinblick auf die direkte medizinische Leistung zu ermitteln, sondern auch auf Patientenansprache und –service, eine lückenlose Dokumentation für eine fehlerfreie Abrechnung, Teamarbeit und Materialverwaltung (vgl. Börkircher & Gensler, 2005a, S.28). Weiterhin sollte das Schnittstellenmanagement im Bezug auf eine kontinuierliche Nachbehandlung berücksichtigt werden, da Arztpraxen häufig mit unterschiedlichen Berufsgruppen kooperieren (vgl. Frank, 2005, S.19). Um eine bestmögliche Qualität der Prozesse zu erreichen, empfiehlt es sich, auch in Arztpraxen unter dem Aspekt dieser Perspektive Standards und Behandlungspfade einzuführen. Weiterhin bietet es sich an, regelmäßig Verbesserungsvorschläge in Bezug auf relevante Prozesse gemeinsam mit den Mitarbeitern zu erarbeiten und diese auf ihre Umsetzung hin zu überprüfen. So kann das Wachstum der Praxis gefördert werden (vgl. Börkircher & Gensler, 2005c, S.25).

Die folgende Abbildung zeigt Beispiele für strategische Ziele und Messgrößen der Prozessperspektive.

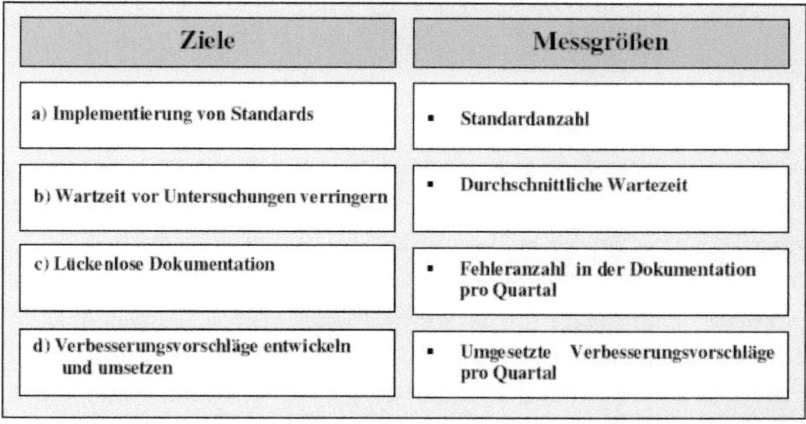

Abbildung 4: Strategische Ziele und Messgrößen der Prozessperspektive in der Arztpraxis (Eigene Darstellung: a) – c) nach Frank, 2005, S. 50; nach Börkircher & Gensler, 2005c, S.25)

3.4 Lern- und Entwicklungsperspektive

Auch in Arztpraxen gilt, dass die Mitarbeiter das höchste Potential bezüglich der Entwicklung einer Arztpraxis aufweisen (vgl. Frank, 2005, S.50). Es gilt also, die Zufriedenheit der Mitarbeiter und deren Qualifikationen zu fördern. Die Qualifikation von Mitarbeitern ist maßgebend dafür, ob der Arzt bestimmte Zusatzleistungen in der Praxis anbieten kann. Dies schließt auch die regelmäßige Fort- und Weiterbildung des Arztes mit ein, die nach V § 95d SGB (vgl. Sozialgesetzbuch V) gesetzlich vorgeschrieben ist.

Abbildung 5 zeigt Beispiele für strategische Ziele und Messgrößen dieser Perspektive auf.

Ziele	Messgrößen
a) Mitarbeiterqualifikation sichern	• Besuchte Fortbildungen pro Mitarbeiter im Jahr
b) Hohe Mitarbeiterzufriedenheit	• Zufriedenheitsmaß aus Mitarbeiterbefragungen • Fluktuationsrate
c) Hohes Engagement der Mitarbeiter	• Anzahl von Verbesserungs- vorschlägen pro Mitarbeiter im Quartal

Abbildung 5: Strategische Ziele und Messgrößen der Lern- und Entwicklungsperspektive in der Arztpraxis

(Eigene Darstellung: a) – b) nach: Frank, 2005, S. 51, 53)

4 Ursache-Wirkungsbeziehung

Der Aufbau von Ursache- Wirkungsbeziehungen hilft auch in der Arztpraxis die notwenige Transparenz bezüglich den Abhängigkeiten und Wechselwirkungen einzelner Ziele herzustellen. So kann deutlich gemacht werden, dass zum Beispiel das Entlassen von Mitarbeitern zur Senkung der Kosten, unter anderen dazu führen kann, dass Patienten länger warten müssen. Weiterhin kann sich die gesamte Behandlungsdauer verzögern. Dies führt wiederum zur Unzufriedenheit der Patienten, welche Umsatzeinbußen nach sich führen kann. Durch die Ursache- Wirkungskette kann somit schnell verdeutlicht werden, wie sich einzelne Maßnahmen im positiven oder negativen Sinne auf die Erreichung andere Ziele auswirken und es kann fundierter entschieden werden, ob und wie die Maßnahmen umzusetzen sind (vgl. Frielingsdorf, 2005). Weiterhin wird für alle Beteiligten deutlich, wie sich ihr Tun und Handeln auf die Erreichung des Unternehmensziels auswirkt.

Die folgende Abbildung zeigt einen möglichen Aufbau der Ursache- Wirkungsbeziehung in einer Arztpraxis.

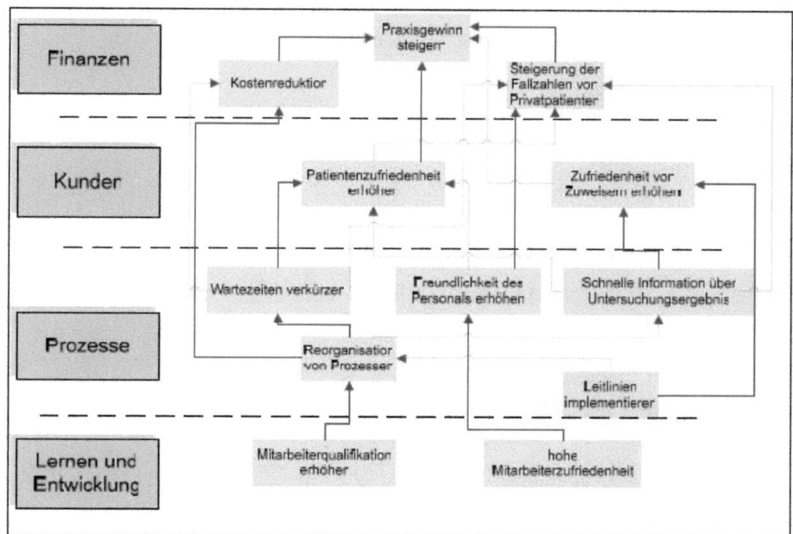

Abbildung 6: Ursache- Wirkungsbeziehung in der Arztpraxis

(Eigene Darstellung: strategische Ziele nach Frank, 2005, S. 54)

5 Zusammenfassung

Die dargestellten Möglichkeiten zur Anwendung zeigen auf, dass die Balanced Scorecard nicht nur für den stationären Bereich, sondern auch für den ambulanten Bereich der Arztpraxen geeignet ist. Die Modifizierung der BSC muss jedoch nicht im gleichen Umfang vorgenommen werden, wie in den dargestellten stationären Bereichen. Arztpraxen sind Unternehmen mit einem erwerbswirtschaftlichen Charakter. Dies wirkt sich deutlich auf das Unternehmensziel aus, in dessen Vordergrund bei Arztpraxen die Steigerung des Praxisgewinns steht. Durch die Darstellung der Ursache-Wirkungsbeziehungen kann deshalb in Arztpraxen verdeutlicht werden, wie sich einzelne Maßnahmen auf die Erreichung des Gesamtzieles auswirken können. Weiterhin kann den Mitarbeitern verdeutlicht werden, wie sie durch ihr Tun und Handeln zum Erfolg des Unternehmens Arztpraxis beitragen können.

Weitere Informationen zu diesem Thema finden Sie in: „Anwendung der Balanced Scorecard in Einrichtungen des Gesundheitswesens" von Eva- Maria Schmidt.

ISBN: 978-3-638-04533-9

http://www.grin.com/de/e-book/90442/

Literaturverzeichnis (inklusive weiterführender Literatur)

Agens Consulting [Internet]. Die Balanced Scorecard in Banken – agens Studie 2006.Verfügbar unter: http://www2.agens.com/data/agens_/PDFs/agens_studie_bsc_in_banken_summary._pdf [15.11.2006].

Bachert, R. & Richter, S. (2005). Balanced Scorecard in der Altenpflege konkret. Kissingen: WEKA MEDIA GmbH & Co. KG

Borgers, P. & Schmidt, R. (2002). Die Balanced Scorecard als Steuerungsinstrument im Krankenhaus. Betriebswirtschaftliche Forschung und Praxis, 2, 101-117.

Börkircher, H. (2004). „Balanced Scorecard"(BSC)- Ein umfassender Führungs- und Steuerungsansatz für die Praxis. In Börkircher, H.(Hrsg.), Betriebswirtschaftliche Praxisführung für Ärzte (S.197-2003). Berlin: Springer

Börkircher, H. & Gensler, H. (2005a). Die Balanced Scorecard (BSC) – Teil 5. Ein Managementinstrument zur Mitarbeiterführung. Zahnarzt Wirtschaft Praxis, 5, 24-29.

Börkircher, H. & Gensler, H. (2005b). Die Balanced Scorecard (BSC) - Teil 6. Zufriedenheit der Patienten steigern. Zahnarzt Wirtschaft Praxis, 6,16-22.

Börkircher, H. & Gensler, H. (2005c). Die Balanced Scorecard (BSC) - Teil 8. Sicherung der Qualität in der Praxis. Zahnarzt Wirtschaft Praxis, 9, 22-28.

Börkircher, H. & Hofmann, L. (2005). Die Balanced Scorecard (BSC) – Teil 3. Die Perspektive „Privat". Zahnarzt Wirtschaft Praxis 7+8, 20-23.

Brüggemann, C. (2007). Entwicklung einer Balanced Scorecard in der Altenpflege. Saarbrücken: VDM Verlag Dr. Müller e.K. und Lizenzgeber.

Bündnis Gesundheitsreform 2000 [Internet]. Bundesweites Positionspapier der Gesundheitsberufe für ein patientengerechtes Gesundheitswesen. Verfügbar unter: http://www.aekno.de/htmljava/b/buendnismeldung.asp?id=17

Carsten, A. / Hankeln, C. & Lohmann, R. (2004). Entwicklung und Implementierung von Strategien im Krankenhaus mit Hilfe der Balanced Scorecard. Journal für Anästhesie und Intensivbehandlung, 1, 98 – 104.

Conrad, H-J. (2001). Balanced Scorecard als modernes Managementsystem im Krankenhaus. Kulmenbach: Baumann

Czap, H. / Hopp, Fr.-P. & Winkel, St. (2000). Niedrige Kosten sind für den Erfolg des Krankenhauses nicht alles. Führen und Wirtschaften im Krankenhaus, 3, 250- 253.

Ermisch, S. / Gronwald, S. / Heflik, R. / & Schneyink, D. (2007). „Wir pflegen uns, wenn wir alt sind"…und wer kümmert sich um Sie? Stern, 44, 183-195.

Fischbach, P. & Spitaler, G. (2004). Balanced Scorecard in der Pflege. Stuttgart: Kohlhammer GmbH

Frank, M. (2005). Qualitätsmanagement in der Arztpraxis- erfolgreich umgesetzt (2.Auflage). Stuttgart: Schattenauer GmbH

Friedag, R. & Schmidt, W. (2000). Balanced Scorecard- Mehr als ein Kennzahlensysten (2.Auflage). Freiburg: Rudolf Haufe

Frielingsdorf, G. (2005) [Internet]. Praxisführung mit der Balanced Scorecard. Verfügbar unter: http://frielingsdorf-partner.de/files/public/pdf/FFP_Artikel_AEZ_2005_13.pdf [01.10.2007)

Gladen, W. (2003). Kennzahlen und Berichtssysteme. Grundlagen zum Performance Measurement (2.Auflage). Wiesbaden: Verlag Dr. Th. Gabler GmbH

Greulich, A. / Onetti, A. / Schade, V. & Zaug, B. (2005). Balanced Scorecard im Krankenhaus. Von der Planung bis zur Umsetzung. Heidelberg: Verlagsgruppe Hüthig Jehle Rehm GmbH

Heberer, M./ Imark, P./ Bogdan, B./ Freiermuth, O./ Hurlebaus, T./ Juhaz, E. & Bodoly, A. (2002). Welche Kennzahlen braucht die Spitalführung? Konzept und Anwendung der Balanced Scorecard. Schweizerische Ärztezeitung, 9, 425-434.

Hausegger, V. (2005) [Internet]. Professionelles Ordinations – Marketing: Mit der Analyse fängt alles an. Medical Tribune, 7, 14-15.

Henke, D. & Göpffarth, D., (2005). Das Krankenhaus als betriebswirtschaftliches System. In Hentze, J., Huch, B. und Kehrers Erich (Hrsg.), Krankenhaus-Controlling. Konzepte, Methoden und Erfahrungen aus der Krankenhauspraxis (S.2 –31), (3.Auflage). Kohlhammer: Stuttgart

Horvàth & Partner (Hrsg.) (2001). Balanced Scorecard umsetzen (2. Auflage). Stuttgart: Schäffer -Poeschel

Horváth & Partner Consulting (2005) [Internet]. Balanced – Scorecard- Studie 2005. Verfügbar unter:
 http://www2.horvath-partners.com/Studien-
Detailseite.555.0.html?&L=0&tx_horvathpublications_pi1[showUid]=156&tx_horvathpu
blications_pi1[backPid]=141&tx_horvathpublications_pi1[pointer]=0&cHash=55574fe2a   e
[15.09.2007].

Horváth, P./ Gaiser, B. & Vogelsang, P. (2005). Quo vadis Balanced Scorecard? Implementierungserfahrungen und Anregungen zur Weiterentwicklung. In: Hahn, D.& Taylor, B. (Hrsg.), Strategische Unternehmensplanung- Strategische Unternehmensführung (S.151-171), (9.Auflage).Berlin: Springer Verlag

Infosozial (2007) [Internet]. Pflegebericht 2007: MDK stellt Verbesserungen in allen Leistungsbereichen fest. Verfügbar unter: http://blog.info- sozial.de/2007/09/12/pflegebericht-2007-mdk-stellt-verbesserung-in-allen- leistungsbereichen-fest/ [31.10.2007].

In-Vivo GmbH (n.d.) [Internet]. Strategische Geschäftsfelder im Gesundheitsbereich. Verfügbar unter: http://www.in-vivo.info/strat_geschaeftsfelder.pdf [04.09.2007].

Juris   (n.d.)   [Internet].   Heimgesetz.   Verfügbar   unter: http://bundesrecht.juris.de/heimg/BJNR018730974.html [18.10.2007].

Kaplan, R.S. & Norton, D.P. (1997). Balanced Scorecard. Strategien erfolgreich umsetzen. (P. Horvàth, B.Kuhn-Würfel & C. Vogelhuber, Übers.). Stuttgart: Schäffer- Poeschel (Original erschienen 1996: The Balanced Scorecard. Translating Strategy into Action).

Kaplan, R.S. & Norton, D.P. (2001). Die Strategie- Fokussierte Organisation. Führen mit der Balanced Scorecard. (P. Horváth & D. Kralj, Übers.). Stuttgart: Schäffer- Poeschel (Original erschienen 2001: The strategy focused organisation)

Kaper, C. & Kapser, N. (n.d.) [Internet]. Kontinuierliches Qualitätsmanagement mit einer KTQ-basierten Balanced Scorecard. Verfügbar unter: http://www.zeq.de/pix/pdf/01_08_07_Beitrag_Pflege_Management_KTQ_Balanced%20Scorecard_050601.pdf [25.10.2007].

Kämpf, R. / Hinkeln, A. / Katzelnik, O. & Weigel, A. (2001) [Internet]. Impelmentierung der Balanced Scorcard Teil 2. Verfügbar unter: http://www.ebz-beratungszentrum.de/organisationen/bsc-teil4.html [15.09.2007]

Koch, C., (2003) [Internet]. Welches Controlling benötigen Nonprofit- Organisationen? Verfügbar unter: http://www.bfs-service.de/Fachbeitraege/OC-NPO.pdf [31.09.2007].

Kraus, M., Stegarescu, D., (2005). Non-Profit-Organisationen in Deutschland – Ansatzpunkte für eine Reform des Wohlfahrtstaates. Mannheim: Zentrum für Europäische Wirtschaft GmbH. Dokumentation Nr. 05- 02. Download unter: ftp://ftp.zew.de/pub/zew-docs/docus/dokumentation0502.pdf [15.10.2007].

Klump, M. & Zug, S. (2003). Iconomic paper No 7: Managementinovation im Gesundheitswesen. Praxisevolution und Fallbeispiel zur Anwendung der Balanced Scorecard im Krankenhausmanagement. Leipzig: inomic GmbH

KTQ a (n.d.) [Internet]. Verfügbar unter: http://www.ktq.de/ktq_ueber_uns/index.php [02.11.2007].

KTQ b (n.d.) [Internet]. Verfügbar unter: http://www.ktq.de/ktq_pflegeeinrichtungen/index.php [02.11.2007].

KTQ c (n.d.) [Internet]. Kurzbeschreibung des Zertifizierungsverfahrens. Verfügbar unter: http://www.ktq.de/ktq_media/pdf_2006/Verfahrenskurzbeschreibung_01_2006.pdf

Ruhaltinger, J. (2007).Praxisführung: Neue Perspektiven. Ärztemagazin, 14, S. 34 – 38.

Lange, W. & Lampe, S. (2002). Balanced Scorecard als ganzheitliches Führungsinstrument in Non- Profit- Organisationen. Kostenrechnungpraxis, 2, S. 101- 108.

Lange, W. (n.d.) [Internet]. Controlling im DRK am Praxisbeispiel des DRK- Landesverband Westfalen- Lippe e.V.. Verfügbar unter: http://www.lv-westfalen-lippe.drk.de/bbs/controlling.pdf [22.09.2007]

Lehmeier, P.J, (2004). Notwenigkeit und Grundsätze einer betriebswirtschaftlich orientierten Praxis. In Börkircher, H., Betriebswirtschaftliche Betriebsführung für Ärzte (S.3-10). Berlin: Springer

Liedtke, J. (n.d) [Internet]. Kritische Würdigung von Balanced Scorecard Konzepten. Verfügbar unter:http://www.competence-site.de/controlling.nsf/AttachShow!OpenFrame& attachfile=/controllingnsf/999ACD257561B5C5C1257qq700405C85/$File/Kritische_Wu erdigung_BSC_2.0.pdf [05.11.2007].

Online-Verwaltungslexikon [Internet]. Verfügbar unter: http://www.olev.de/ [10.09.2007].

Poniewaz, E. (n.d.) [Internet]. Mit der Balanced Scorecard den Zielhafen erreichen. Verfügbar unter: http://www.bfs-service.de/Fachbeitraege/BSC_Altenhilfe_BFS.pdf [09.09.2007]

Reisner, S. (2003). Das integrative Balanced Scorecard Konzept. Die praktische Umsetzung im Krankenhaus. Stuttgart: Kohlhammer

Schalk, J. (n.d.) [Internet]. Die Balanced Scorecard als Instrument zur Steuerung von Seniorenzentren. Verfügbar unter:http://heimleiter.at/catit/pdf_usr/BalancedScorecard.pdf

Schneider, W.. (2005). Strategische Praxisführung. Zahnarzt Wirtschaft Praxis, 9, 14- 16.

Schöneberger, M. (2005). Strategisches Management im Krankenhaus. Schweizerische Ärztezeitung, 9, 562- 573.

Sozialgesetzbuch V, [Internet]. Verfügbar unter: http://www.sozialgesetzbuch-bundessozialhilfegesetz.de/_buch/sgb_v.htm [02.11.2007].

Sozialgesetzbuch XI, [Internet]. Verfügbar unter: http://www.sozialgesetzbuch-bundessozialhilfegesetz.de/_buch/sgb_xi.htm [02.11.2007].

Stoll, B. (003). Balanced Scorecard für soziale Organisationen. Regensburg: Walhalla Fachverlag

Töpfer, A. (2000). Steuerung der Verwaltung durch Balanced Scorecard. In Töpfer, A. (Hrsg.), Die erfolgreiche Steuerung öffentlicher Verwaltungen. Von der Reform zur kontinuierlichen Verbesserung (S. 159-174). Wiesbaden: Dr. Th. Gable

Weidehammer, J. & Bahr, V. (2004). Wachstumsmarkt Pflegeeinrichtungen- Strategien zur Entfaltung im Wettbewerb. TCC Trans Clinic Consultants GmbH. Download unter: http://tcc-sb.de/quellen/TCC_WachstumPflege-korr.pdf

Wirtschaftslexikon (n.d.) [Internet]. Verfügbar unter: http://www.wirtschaftslexikon24.net/d/roce.htm

ZEQ (n.d.) [Internet]. Verfügbar unter: http://www.zeq.de/ktq/action/show/ebene/aaaaabab [04.09.2007].